L'ORDRE DES MÉDECINS

et le

CODE de DÉONTOLOGIE MÉDICALE

CONFÉRENCE FAITE

à

La Société des Amis de Laennec

le 20 Octobre 1923

PAR LE

Dr J. OKINCZYC

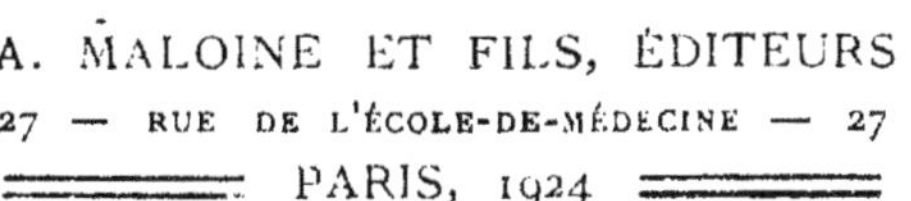

A. MALOINE ET FILS, ÉDITEURS
27 — RUE DE L'ÉCOLE-DE-MÉDECINE — 27
PARIS, 1924

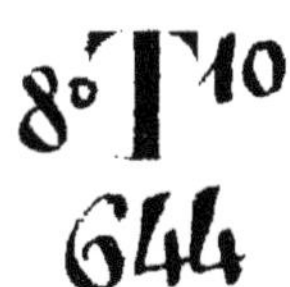

L'ORDRE DES MÉDECINS

et le

CODE de DÉONTOLOGIE MÉDICALE

L'ORDRE DES MÉDECINS

et le

CODE de DÉONTOLOGIE MÉDICALE

CONFÉRENCE FAITE

à

La Société des Amis de Laennec

le 20 Octobre 1923

PAR LE

Dr J. OKINCZYC

A. MALOINE ET FILS, ÉDITEURS
27 — RUE DE L'ÉCOLE-DE-MÉDECINE — 27
PARIS, 1924

L'Ordre des Médecins
et le
Code de Déontologie Médicale

Il me semble, Messieurs, que depuis un an ou deux que la question de l'*Ordre des Médecins* revient incidemment dans nos discussions, un progrès a été réalisé, puisqu'il n'est plus à ce jour un médecin qui l'ignore, et qu'il en est peu que le problème n'intéresse, quelle que soit la position prise par chacun à son endroit.

Je garde l'impression que si les opinions s'entre-choquent, c'est que beaucoup parmi nous restent peu avertis, peu documentés ; et l'argument de sentiment tient encore trop de place dans les discussions.

La question est plus simple et j'emprunte à notre confrère, le Docteur Aversenq, cette mise au point très exacte et dépouillée de tout artifice :

« La passion a voilé le problème. Il est simple cependant : il s'agit de savoir si la médecine doit être uniquement un commerce. *Si oui*, que veulent dire les grands mots, les temples et le monopole ? Qu'on nous laisse la liberté des professions libres. Nous ferons notre commerce de notre mieux, la juridiction de Droit commun nous suffira, et, pour notre défense professionnelle, vive le Syndicat ! *Si non*, qu'on nous permette de défendre notre monopole et de l'honorer ! Si la médecine a un but plus noble que celui de s'enrichir, si un peu d'idéal, quelques idées pures, des efforts désintéressés, une place de choix dans la Société et dans la Patrie lui sont reconnus, si elle a un tel patrimoine, qu'on lui donne les moyens de le maintenir et de l'agrandir ».

Cet argument : ou l'autonomie avec le monopole, ou la liberté entière d'exercer avec le Syndicat, — avait été formulé, dès 1884, par le Dr Surmay.

Mais aujourd'hui, Messieurs, il s'agit moins de savoir si l'« Ordre des Médecins » sera une réalité, que de savoir comment il sera. S'il a fallu une révolution pour arrêter, en 1848, le vote du projet soumis au Parlement, nous n'avons peut-être pas les mêmes raisons d'imaginer une révolution prochaine pour empêcher le vote d'un nouveau projet déposé sur le bureau de la Chambre, encore que Léon Daudet soit parmi les auteurs de la proposition.

Retenons du moins que nous pourrions être depuis soixante-quinze ans sous le régime de l'Ordre des médecins ; que vaut donc cet argument redoutable d'une loi de circonstance, qui a mis trois quarts de siècle à mûrir !

Historique.

L'énumération des efforts tentés pendant toute cette période, si elle ne marque aucun progrès, montre du moins la survivance des raisons et des causes.

1845. — *Congrès Médical de France*, organisé sous les auspices de M. de Salvandy, ministre de l'Instruction publique.

Rapports de MM. les Docteurs Cerise et Forget.

1884-1885. — Publications du Dr Surmay (de Ham) dans l'*Union Médicale*, et projet d'un Ordre des médecins (*Union Médicale* du 15 mars 1884).

1884. — Assemblée générale de l'« Association des Médecins » de l'arrondissement de Saint-Quentin (6 octobre 1884).

1884. — « Société des Médecins de l'Aube ». Projet du Dr Mougeot.

1884. — « Association des Médecins de France ». L'assemblée générale consulte les sociétés locales.

1885. — Rapport du Dr de Ranse, défavorable aux projets Surmay et Mougeot.

1892. — Projet du Dr Dignat, présenté à la « Société de Médecine pratique de Paris », séance du 25 février.

1892. — Discours de Buffet au Sénat, *Journal Officiel*, 1892, p. 363.

1897. — Article du *Journal de Médecine de Paris*, 31 janvier.

1898. — Article dans la *Revue du Praticien*, du 25 février.

1898. — Au cours d'une audience que le bureau de l'« Union des Syndicats médicaux » avait demandée à M. le ministre de l'Intérieur, M. Barthou, celui-ci, répondant à diverses requêtes qui lui étaient présentées, s'écria spontanément : « Ah ! Messieurs, combien plus « autorisées paraîtraient vos sollicitations, si « elles étaient formulées au nom d'un Ordre « des Médecins ! Car j'estime que cette organi- « sation professionnelle est la seule qui con- « vienne à une corporation comme la vôtre. »

1900. — Congrès International de Médecine professionnelle et de Déontologie médicale (juillet 1900).

Rapports du docteur Couvreur ;
— — Brunon ;
— — Lasalle ;
— — Dignat.

Le Congrès émet le vœu qu'il soit procédé à la rédaction d'un Code de Déontologie médicale internationale ; puis, pour sanctionner cette mesure, à la création de Chambres médicales ou d'Ordres de Médecins dans toute agglomération médicale.

Voici donc posés, dès 1900, les deux termes inséparables du problème : la rédaction d'un Code de Déontologie médicale et la création de l'Ordre des Médecins.

Depuis 1900, la question en France, après cette intéressante manifestation, semble entrer en sommeil. La guerre, en 1914, oriente d'un autre côté nos préoccupations ; mais l'après-guerre, qui marque un nouveau désordre des âmes et des consciences, ranime les cendres mal éteintes du foyer, et la question revient aujourd'hui dans nos discussions, avec un regain d'actualité.

Je signalerai cependant, dès 1912, un travail important du Dr Giraud, au Syndicat des médecins de La Rochelle.

En 1919, paraît la thèse pour le doctorat *en Droit*, de notre confrère, le Dr Boudin, hostile au projet d'un Ordre des médecins.

Enfin, en juillet 1922, c'est le rapport du Dr Deguy, à la section médicale de la Confédération de l'Intelligence et de la Production française (C. I. P. F.).

Messieurs, je serais injuste, si je ne donnais dans cette nomenclature une place toute spéciale au remarquable rapport de notre confrère, le Dr Aversenq, au Syndicat des médecins de Toulouse. J'ai même correspondu avec lui, et il a bien voulu préciser pour moi certains points de son projet, et je puis bien dire que son travail me paraît le meilleur exposé que je connaisse de la question. Vous ne serez pas surpris de me l'entendre souvent citer : à le suivre de moins près, ma tâche eût été moins aisée, et vous voudrez bien rapporter à notre confrère, ce que vous trouverez de meilleur dans mon argumentation.

En relisant toute la littérature consacrée à l'Ordre des Médecins dans le passé, je suis frappé de voir et de constater que nous n'avons pas avancé d'un pas. Ce sont aujourd'hui les mêmes discussions, les mêmes arguments, les mêmes objections qu'autrefois.

Les Ordres de médecins à l'étranger.

Tandis qu'en France, la question stagne, elle entre à l'étranger dans la voie des réalisations. *En Angleterre*, le Medical Act de 1858 a institué le « General Council of Medical Education and Registration of united Kingdom ».

Ce General Medical Council est composé de délégués des Universités et des Collèges médicaux, auxquels on a plus récemment adjoint des membres élus par tous les médecins exerçants. Outre des pouvoirs spéciaux qui tiennent à l'organisation particulière des études médicales en Angleterre, ce conseil exerce un pouvoir disciplinaire sur le corps médical. Son action s'exerce de façon très simple : le Medical Council tient à jour le registre des médecins, y inscrit les nouveaux remplissant les conditions légales, et peut en rayer ceux qui, suivant les termes l'article 29, sont convaincus de « infamous conduct in any professional respect ».

Le médecin rayé perd tous les droits que garantit la loi à ceux qui sont régulièrement inscrits : l'exercice de la médecine publique, la délivrance des certificats, etc. Or, en Angleterre, il y a au moins autant, sinon plus de lois d'assurance et d'assistance que chez nous. Par là, le médecin rayé est en fait rejeté de la médecine régulière ; si l'interdiction d'exercice n'est pas totale, elle est au moins très efficace dans les conditions actuelles.

Les termes de l'article 29, vous le remarquerez, ne visent que les faits déshonorants, à l'exclusion des conflits entre confrères, et des fautes ou erreurs techniques ou scientifiques.

Le *Medical Register* de 1923, publication officielle du « General Medical Council », est d'ailleurs précédé d'un préambule d'avertissement, déclarant condamnables et susceptibles d'entraîner la radiation, certaines pratiques telles que la délivrance de certificats faux, l'association avec des assistants non qualifiés, le commerce de substances toxiques, l'usage de la réclame par écrits ou rabatteurs.

La jurisprudence du Medical Council est intéressante à consulter. En 1922, il a eu à juger seize médecins déférés, soit sur la plainte d'un « Medical Board », comparable à notre Syndicat, soit sur la plainte de particuliers, soit en complément de décisions de la justice ordinaire pour délits de droit commun.

Sur ces seize médecins, l'un, qui avait eu une condamnation de simple police pour rébellion et voies de fait envers un agent de police sanitaire, fut acquitté.

Sept ivrognes notoires, dont une femme, deux avorteurs, un spécialiste du traitement par correspondance, deux habitués de la réclame pour cliniques spéciales, un condamné pour meurtre, furent rayés du registre.

Deux médecins furent également rayés pour libertés extra-médicales, prises dans leur cabinet, et qui avaient entraîné le divorce.

Pour certains d'entre eux, il y eut sursis ou radiation conditionnellement remise ; le médecin incriminé est alors invité à se conduire correctement pendant un temps déterminé et à en fournir la preuve, et les procès-verbaux de 1922 contiennent des exemples de médecins maintenus au registre après preuve faite de leur amendement. Par contre, des sursis se sont transformés en radiation définitive.

Cette réglementation a séduit le Professeur Verger, de Bordeaux, qui s'en est inspiré dans le projet qu'il a soumis à l'Assemblée générale des médecins de la Gironde, le 24 juin 1923.

En Prusse, les Chambres médicales furent créées en 1887 ; et en 1896 une loi créait un Comité central pour les diverses Chambres et qui avait son siège à Berlin. — Des Chambres médicales existent en Brunswick, en Bavière, à Hambourg, à Oldenburg ; des institutions analogues, sans le nom, existent en Bade, Saxe, Wurtemberg et Hesse.

En Autriche-Hongrie, à l'époque encore proche de nous où cet Empire était une réalité, une loi du 22 décembre 1891 avait établi les Chambres médicales.

En Suisse, un effort dans ce sens a été tenté ; mais les médecins relèvent du Conseil d'État, c'est-à-dire d'un corps pris en dehors de la profession, ce qui ôte à cette institution le caractère de Tribunal professionnel. Pour des conflits de moindre importance, ils s'adressent à leurs Associations médicales, comparables à nos Syndicats.

L'inefficacité de cette organisation se révèle clairement à la lecture de leurs comptes rendus que j'ai eus sous les yeux.

L'Espagne est un des pays où l'organisation du corps médical a été le plus poussée ; un véritable Ordre des médecins existe sous le nom de « Colegio de Medicos ». Ses statuts, approuvés par le Roi, datent du 6 Décembre 1917. Il est constitué un Collège de médecins, dans chaque province d'Espagne ; tous les médecins exerçant la profession dans le territoire de la province, doivent obligatoirement s'inscrire à ce collège. Tout manquement à cette règle est poursuivi devant les tribunaux par les autorités civiles et l'inspecteur de la Santé publique, saisi par des particuliers ou par un collège médical.

Les collèges médicaux ont pour but :

De défendre les droits et prérogatives du corps médical ;

De maintenir dans le corps médical l'harmonie et la bonne confraternité ;

De donner aux autorités toutes les informations techniques nécessaires ;

De répartir entre les membres de la profession de façon équitable, les charges fiscales ;

De donner tous les renseignements de caractère scientifique ou technique qui pourraient leur être demandés.

Les collèges décident des questions d'honoraires qui leur sont soumises par des particuliers, par les autorités ou par les tribunaux ; les *comités* des collèges sont constitués en jurys pour prendre toutes mesures disciplinaires à l'égard des membres du collège.

Certaines règles très précises, fixent les conditions d'admission à l'inscription.

Des comités provinciaux, comme le Ministre, peuvent confirmer ou infirmer les décisions des comités de collèges médicaux.

Ces comités de collège sont dénommés « Juntes ». Leur constitution est assurée par des règles qui en garantissent la valeur et l'impartialité.

Les mesures disciplinaires qui peuvent être prises à l'égard des médecins inscrits sont les suivantes :

1° Avertissement verbal ou écrit de caractère privé ;

2° Observation avec inscription au procès-verbal ;

3° Proposition au Gouverneur de la Province d'une sanction légale ;

4° Radiation de l'inscription avec une suspension temporaire de l'exercice de la profession. La suspension ne peut excéder plus d'un mois. Elle doit être décidée au vote secret,' sur proposition des deux tiers des membres du Comité et être décidée à la majorité.

En aucun cas, une sanction ne peut être prise sans que l'intéressé ait été préalablement entendu et appel peut être fait de la décision au Comité provincial de santé avec recours, en dernier ressort, au Ministre de l'Intérieur.

Enfin, *en Italie*, une loi instituant l'Ordre des médecins existe depuis 1910 ; et depuis 1911 un règlement d'administration publique en précise le fonctionnement.

1° Il existe en Italie un Ordre des médecins dans chaque province : la plupart de ces ordres (à l'exception de deux ou trois) sont réunis en Fédération siégeant à Bologne.

2° Ces organismes ont été constitués en conformité d'une loi du 10 juillet 1910, publiée dans la *Gazetta Ufficiale* le 19 juillet 1912.

3° Ils sont constitués par tous les médecins désireux d'exercer d'une façon quelconque leur profession ; l'inscription dans l'Albo étant la condition, *sine qua non*, pour jouir du droit d'exercice.

Chaque ordre procède tous les deux ans, à l'élection de son conseil, constitué par cinq membres pour les Ordres ne dépassant pas le nombre de trente médecins et par sept membres, si ce chiffre est dépassé.

4° Les fonctions et les pouvoirs exercés par les Conseils sont :

a. Rédiger et tenir au courant l'Albo de l'Ordre et le communiquer aux autorités judiciaires et administratives.

b. Veiller à ce que la dignité et l'indépendance de l'ordre soient respectés.

c. Réprimer par voie disciplinaire, les abus et les fautes dont les médecins inscrits à l'Albo se rendraient coupables dans leur exercice professionnel, sans préjudice des dispositions d'ordre pénal prévues par les lois et règlements en vigueur.

d. S'interposer sur demande des intéressés, dans les conflits entre médecins, ou entre médecins et clients au sujet d'honoraires ou autres questions concernant l'exercice de la profession, en visant à obtenir la conciliation du différend et en donnant son avis au cas où l'accord serait impossible.

e. Administrer les revenus de l'Ordre et pourvoir aux dépenses de son fonctionnement en établissant son budget (art. 8 de la loi).

5° Pour l'instruction des affaires concernant les plaintes portées contre un membre du corps médical, le Président de l'Ordre, après une vérification sommaire des faits dénoncés, après avoir obtenu les informations nécessaires et interrogé le médecin inculpé, fait son rapport au Conseil, qui décide s'il y a lieu ou non de prendre les mesures disciplinaires. En cas d'affirmative, le Président nomme un rapporteur, fixe la date de la séance pour la discussion de l'affaire et prend soin de notifier cette date, dix jours au moins à l'avance, à l'inculpé pour permettre à ce dernier de présenter sa justification, soit personnellement, soit au moyen de documents qu'il croira utile de présenter au Conseil.

Le jour fixé, le Conseil, après avoir pris connaissance du rapport et entendu la défense de l'inculpé, prend sa décision, définitive si possible, ou bien décide un supplément d'enquête. Mais une décision intervient même dans les cas où l'inculpé fait défaut.

6° Les sanctions qui peuvent être prises par cette juridiction, soit spontanément, soit sur requête des intéressés, soit enfin sur requête du ministère public, du préfet, ou du Président du Conseil provincial de Santé, sont :

a. L'avertissement ;

b. La censure ;

c. La suspension de l'inscription dans l'Albo, avec défense d'exercer pour une durée de un à six mois.

L'avertissement est donné par lettre recommandée, signée par le Président de l'Ordre.

La censure et la suspension résultent du procès-verbal de la délibération, qui doit être notifié au médecin intéressé par l'intermédiaire d'un huissier judiciaire ou municipal. L'arrêt de suspension doit être porté en outre à la connaissance des autorités.

7° Les décisions ainsi prises sont passibles d'appel devant l'Assemblée générale de l'Ordre. Contre la décision de l'Assemblée générale, en ce qui concerne du moins certains articles, le médecin peut se pourvoir en appel devant le Conseil supérieur de Santé.

8° Pour l'exécution des sanctions, ou plus exactement pour la suspension de l'exercice (la seule mesure ayant des conséquences pratiques), le Conseil peut s'adresser au Magistrat. Si, en effet, le médecin frappé de suspension et dont l'inscription dans l'Albo est, en conséquence, suspendue pour un délai légal, essayait d'exercer néanmoins sa profession, il serait poursuivi en justice pour exercice illégal de la médecine, en vertu de l'art. 3 de la loi et de l'art. 11 des « Dispozizioni varie della Sanita Publica (*Gazetta Ufficiale*, 11 août 1916).

Parmi les décisions prises, nous avons tenu à relever quelques exemples pratiques :

Ordre des médecins de Padoue. — Différend entre les médecins X... et Y.... Le président de l'Ordre a réuni dans son cabinet les deux médecins, dont l'un se plaint de propos calomniateurs tenus par son confrère. Après explications réciproques, ils ont signé un procès-verbal de conciliation.

Ordre des médecins de Porto-Maurizio. — M. le Dr F..., invité par le Conseil à abandonner sa place de médecin de la Société Ouvrière, parce que cette Société n'avait pas obéi à une sommation dudit Conseil dans l'intérêt de deux autres confrères, en appelle à l'Assemblée générale de l'Ordre. Celle-ci, à l'unanimité, arrête: «Aucun médecin ne doit jamais prêter son œuvre à aucune association ou corps moral ayant été régulièrement boycottés par le Conseil de l'Ordre. »

Ordre des médecins de Naples. — M. le Dr G. M., déclaré coupable de se servir de courtiers pour se procurer des clients, en les détournant de ses confrères, et récidiviste par surcroît, est condamné à la suspension de l'exercice pour un délai de quatre mois.

M. le Dr A. C., déclaré coupable d'avoir exercé sa profession pendant le temps où le Conseil de l'Ordre avait suspendu son inscription dans l'Albo, et par voie de conséquence l'exercice de sa profession, a été condamné à une amende de cinq cents lires et aux frais du procès.

La situation en France.

Messieurs, le médecin Français serait-il plus parfait que ses confrères étrangers, au point qu'aucune nécessité n'apparaisse jamais de lui rappeler ses devoirs ? Ou bien serait-il seulement plus indépendant et surtout plus soumis au fétichisme d'une liberté mal comprise.

Me permettrez-vous alors, d'avoir une autre conception de la liberté et de poser d'abord la question : Liberté de qui et liberté de quoi ? Est-ce la liberté des médecins sans scrupules ; est-ce la liberté de mal faire ?

Je répondrai par cette magnifique paraphrase de Cicéron [1] que j'emprunte à Maurras :

« Si le médecin est libre comme l'artiste, en ce sens qu'il

1. Il n'y a qu'une liberté : la liberté de bien faire (Cicéron).

« fait ce qu'il veut, il ne le fait cependant pas comme il
« veut ; sa liberté est bornée par les lois de son succès ou
« de son échec.... La liberté heureuse est celle qui marie à
« l'entrain du héros, une sagesse, une science, qui en le
« limitant, le conduise et le serve.... Les libertés à décou-
« rager sont celles qui sont les ennemies de l'œuvre, soit
« qu'elles l'empêchent d'aboutir, soit qu'elles la dissocient
« à peine formée.... Les intérêts de l'œuvre sont seuls à
« consulter.... Ils ne donnent à personne aucune liberté de
« les corrompre ou de les troubler. Une liberté positive est
« ainsi accordée, une liberté négative est ainsi refusée sur
« les mêmes principes.... La liberté vaut ainsi par l'usage
« et par le fruit. Elle n'est due qu'au bien et le mal est sans
« droits....

« La liberté d'une corporation la rend indépendante de
« ses voisines (dirai-je en ramenant à la partie la formule
« émise pour le tout), mais elle la soumet aux lois tutélaires
« de la force, du travail fructueux, de la justice.... *La*
« *liberté des compagnies, corps et groupes, consiste à*
« *rester maître de leurs règlements : cela ne peut pas être*
« *la liberté de se décomposer par des luttes désordonnées.*
« Enfin, la liberté des citoyens, suivant leurs conditions
« diverses et dans leurs services variés, propose à chacun
« d'eux le régime qui sied à ce qu'il veut et doit faire :
« *incapable de les autoriser à se débander sans contrôle,*
« elle est la faculté de s'assembler contre les forces de mort,
« la faculté de se défendre contre les puissances de
« dispersion ».

Si, descendant de ces hauteurs, j'en arrive à l'état particulier de notre profession, je n'ai qu'à relire l'apostrophe si vraie toujours, bien que vieille de vingt-cinq ans, de notre confrère Lasalle, au Congrès de Déontologie de 1900 :

« Veuillez remarquer que dans ce qui touche aux intérêts
« du corps médical, tout s'enchaîne, tout se lie étroitement.
« Si nous voulons un système efficace de répression au
« dehors, sachons vouloir un système efficace de moralisa-
« tion au dedans ; ne nous exposons pas à être accusés de
« ne poursuivre le charlatanisme illégal que pour faire au

« charlatanisme légal la part plus grande et plus forte.
« Nous nous plaignons très légitimement de l'inertie,
« du mauvais vouloir des Parquets et des juges dans la
« poursuite de l'exercice illégal. Eh bien, voulez-vous me
« permettre d'expliquer, non point de justifier, l'état d'âme
« auquel ils obéissent peut-être. Pourquoi, se disent-ils,
« serions-nous tenus de faire respecter les droits d'une
« corporation qui ne respecte plus ses devoirs ?

« Oh ! vous vous êtes préoccupés, je ne l'oublie point, de
« nos devoirs professionnels. Notre éminent collègue Grasset
« a écrit sur ce sujet un rapport qui est un petit chef-
« d'œuvre d'érudition, d'esprit et de bon sens. Vous avez
« décidé la confection d'un nouveau Code de Déontologie.
« Ce sera le quatrième ou le cinquième à ma connaissance.

« Mais quels résultats en espérez-vous ?

« Comme le dit très judicieusement le Pr Grasset à la
« première page de son travail : Les médecins déjà pénétrés
« de l'importance de leurs devoirs et les connaissant à
« fond, n'auront que faire de lire ce Code. Les autres, qui
« n'en comprennent pas *a priori* l'importance et sont déci-
« dés à ne pas les remplir, ne le liront pas, ou bien, ils
« s'en moqueront comme un Chinois de la Bible.

« Et puis, qu'est-ce qu'un Code dépourvu de sanction. —
« Un être sans forces. Que penseriez-vous de législateurs
« faisant de cette sorte, une loi contre le vol :

Article premier. — Le vol est interdit.

Art. 2. — Il ne sera pas poursuivi.

« Vous douteriez de leur bon sens. Voilà pourtant exacte-
« ment l'œuvre que vous feriez vous-mêmes, si vous
« n'ajoutiez pas de sanctions disciplinaires à votre Code
« déontologique.

« On pourra disserter, discuter, ergoter tant qu'on voudra,
« on sera toujours forcé de s'incliner devant cette vérité
« inéluctable : c'est que pour empêcher l'homme de faillir
« ou l'arrêter dans la voie du mal, il n'y a que deux freins :
« la conscience ou la loi ; qui est doué de conscience n'a
« pas besoin de loi ; qui n'a pas de conscience, doit tomber
« sous le coup de la loi. Devant des abus intolérables et

« toujours grandissants, il est indispensable, il est urgent,
« que la loi régulatrice intervienne. »

Messieurs, je n'ai pas un mot à changer à cette page, qui n'exprime, d'ailleurs, que des vérités *humaines*.

Aussi bien, qu'a donc gagné le médecin avec sa prétendue liberté et son superbe isolement, qui sont pour l'un, la pratique des vertus les plus désintéressées, alliées à la science la plus prudente ; pour l'autre, l'exercice de toutes les licences, que n'entravent ni les scrupules ni la crainte des sanctions. Le premier végète et se désespère, pendant que le second réussit et triomphe ; mais c'est au prix de la déconsidération d'une profession mûre pour les servitudes de demain, celles que nous prépare un État qui nous méprise, dans un fonctionnarisme avilissant et opprimé.

L'enjeu est pourtant le bien commun, cette liberté tant vantée, liberté de notre art, mais qui ne peut vivre et s'épanouir dans le désordre.

Et si quelque répugnance persistait dans nos esprits, si l'impression subsistait que nous allons aliéner notre liberté, je vous demanderais de méditer ces réflexions de notre confrère Averseng :

« Le médecin se cabre à l'idée d'une règle qu'il peut choi-
« sir, et il se soumet à toutes les servitudes que l'État, les
« communes, les administrations, la justice, les collecti-
« vités lui imposent. En vérité, si nous avons *la liberté*,
« avons-nous encore *une* liberté à perdre ? »

Messieurs, c'est d'ailleurs inverser le problème que de créer un Ordre des médecins, avant d'avoir rédigé le règlement dont il sera le gardien et le défenseur.

Les promoteurs du projet déposé à la Chambre l'ont-ils oublié ? J'aime mieux croire qu'ils ont pensé, avec un juste sentiment des choses, que le soin nous appartenait à nous-mêmes de définir notre Code professionnel et d'en marquer les limites. Sachons donc user de la confiance qui nous est faite et hâtons-nous de travailler à ce Code de Déontologie.

Je le répète, les deux termes sont *inséparables*.

Il ne peut pas plus y avoir un Ordre des médecins, sans Code de Déontologie médicale, qu'il ne peut y avoir un Code de Déontologie médicale sans un Ordre des médecins.

Je vous citais le Dr Lasalle; je répète avec lui : un Code sans tribunal, n'a aucune signification ; il n'y a pas dans les choses humaines d'obligation sans une sanction. Mais je ne conçois pas davantage un tribunal sans un texte écrit qui est à la fois le guide de ses jugements et la garantie de ses administrés.

On nous objecte : Ces règles existent dans la conscience de tout médecin honnête. Eh! sans doute! Mais il y a les autres! Et il y a surtout ceux qui ne savent pas ou qui croient légitimes des pratiques que les premiers réprouvent.

Nous ne sommes donc pas d'accord sur tous les points! Mais alors, notre premier souci ne doit-il pas être de fonder cet accord ?

Il ne suffit plus de proclamer : Telle chose est entrée dans les mœurs ; il n'y a rien à faire. Je répondrai : Dans les mœurs de qui ? Des commerçants, des hommes d'affaires ?— Mais sommes-nous des commerçants ou des hommes d'affaires ? — Si oui, je dirai avec Aversenq : « Qu'on nous laisse la liberté des professions libres, mais ne prononçons plus jamais les grands mots de « temple et de monopole » ! et nous serons mûrs pour toutes les servitudes au nom même de cette liberté. »

Mais si, comme je le pense, nous sommes une majorité à placer plus haut notre profession, que cette majorité se hâte de protester contre cet avilissement de nos mœurs médicales, en affirmant dans une règle écrite, sa foi dans les traditions toujours vivantes au cœur du plus grand nombre. Et si, même, nous doutions du succès, ce qu'à Dieu ne plaise, nous saurions faire nôtre la belle formule du Taciturne :

Il n'est pas nécessaire d'être sûr de réussir pour entreprendre, ni de vaincre pour persévérer.

et cela restera notre honneur !

Le Code de Déontologie médicale.

Lasalle nous avouait, dès 1900, connaître quatre à cinq Codes de Déontologie ! Aucun n'avait prévalu, parce qu'on n'avait pas compris que ce Code ne pouvait prendre force de loi qu'entre les mains d'un tribunal chargé de le faire respecter. Nous ne commettrons plus cette erreur d'arrêter notre effort à la moitié de la tâche accomplie. Mais, au lieu de nous décourager par la longueur de la journée, sachant au contraire notre œuvre viable parce que conçue dans son ensemble logique, nous nous mettrons résolument au travail, je veux dire à la rédaction de notre Code de Déontologie médicale.

Certes, des livres existent : en dehors de l'article déjà ancien du *Dictionnaire Dechambre*, nous avons le substantiel et spirituel rapport de Grasset au Congrès de Déontologie de 1900.

Puis plus récemment, paraissait le volume du Dr Legendre, intitulé *Déontologie et Jurisprudence médicales*, paru dans le *Traité de Pathologie et de Thérapeutique appliquée*, publié sous la direction du Pr Sergent et de MM. Ribadeau-Dumas et Babonneix.

Enfin le dernier venu, et peut-être le meilleur, le livre intitulé *La Déontologie médicale d'après le droit naturel*, de G. Payen, publié à l'Université « Aurore » de Shang-Haï, et déposé, à Paris, chez Baillière.

Mais ces livres, quelle que soit leur valeur, ne peuvent prétendre au caractère pratique d'un Code, dont les qualités essentielles doivent être : l'universalité, la précision et surtout la brièveté.

Des essais ont été tentés dans ce sens et je signalerai celui qui fut adopté par le Conseil de la Fédération des Syndicats médicaux de l'Hérault, dans sa séance du 17 octobre 1920[1].

Les principes de Déontologie médicale y sont ramenés à

1. Voir à l'appendice le texte intégral de ce Code de Déontologie.

trente-deux articles et comprennent les devoirs du médecin envers lui-même, les devoirs du médecin envers la clientèle, les devoirs du médecin envers les collectivités, les devoirs du médecin envers ses confrères.

Ce sont les divisions mêmes du livre du Pr Payen, ce qui prouve qu'un accord peut se faire, si la franchise, la bonne foi et l'honnêteté président à cette rédaction. Je me méfie de ceux qui vont partout répétant que ce Code est impossible à établir. Cette affirmation, car ce n'est qu'une affirmation, résisterait-elle à l'exposé des raisons de cette prétendue impossibilité !

En lisant le code montpelliérin, je suis très frappé de ce fait que la nécessité d'un exposé concret a enfin obligé les médecins à appeler les choses par leur nom, et à les condamner parce qu'elles sont condamnables.

Dans la discussion, on peut exprimer des opinions qui se cherchent, mais quand il s'agit de définir clairement et nettement ce qui justifiera le jugement que porteront demain nos semblables sur notre corporation, les consciences s'éclairent et les opinions se rapprochent.

Je n'en veux pour preuve que cet article 29 du Code montpelliérin, où la « dichotomie » est nettement jugée dans les termes suivants :

ART. 29. — *Toute rétribution directe de confrère à confrère, vulgairement désignée sous le nom de « Dichotomie », est incorrecte, en prêtant par son caractère clandestin à la suspicion dégradante de compérage. C'est le malade auquel seul service a été rendu, qui doit honorer chacun des médecins qui ont collaboré auprès de lui. Mais il appartient à celui des médecins qui a joué le premier rôle, consultant ou chirurgien, de fixer ouvertement dans une note globale, le quantum dû à chacun. Il spécifiera, pour la consultation, quels honoraires doivent être alloués, en sus des siens, au médecin traitant. De même pour une opération, la quote-part de chacun des collaborateurs doit être fixée à la famille par le chirurgien, qui veillera à ce que les intérêts du médecin traitant, dont il est solidaire, soient entièrement respectés, selon le taux syndical en vigueur.*

Voici donc enfin un parler clair! Je défie qu'il en soit autrement, toutes les fois qu'une Assemblée médicale prendra la peine de rédiger en dix lignes une opinion sur la question et qui aurait demain, force de loi.

Le Code de Déontologie, mais c'est le triomphe des idées claires! et c'est ce que réclame le plus grand nombre.

Dire que sa rédaction est impossible, ou différer l'effort que certains groupements régionaux ont su réaliser, ce serait laisser planer le soupçon que nous répugnons à la lumière, et que nous préférons le bénéfice suspect du doute et de l'impunité, à la claire conscience de nos devoirs professionnels.

Des discussions auxquelles j'ai assisté ou que j'ai provoquées, de mes conversations avec des amis ou des adversaires, il ressort avec évidence qu'il n'existe en fait qu'un seul obstacle à la rédaction du Code de Déontologie.

Messieurs, les choses m'ont toujours causé plus de malaise que les mots, qui ne m'ont jamais fait peur. Je n'hésiterai donc pas à dire que cet unique obstacle, c'est la *dichotomie*

Le mal vient, dans nos discussions, que nos allusions restent aussi clandestines que la chose. Abordons la question de face et sachons dire :

La dichotomie dans notre profession, est-elle un acte malhonnête? Si oui, supprimons-la courageusement et pour la supprimer, poursuivons-la! S'il y a au contraire, dans la juste répartition des honoraires, une réforme à établir, eh bien! réglementons-la!

Il n'est pas douteux que les conditions ont changé avec l'évolution même de la science, c'est-à-dire avec la collaboration scientifique médico-chirurgicale qui devient chaque jour une nécessité plus urgente dans l'intérêt du malade, avec l'indication de plus en plus fréquente de l'acte chirurgical où la responsabilité est partagée entre le médecin et le chirurgien.

Mais de grâce, laissons la question sur son véritable terrain, et n'établissons pas ces comparaisons d'ailleurs injustes entre les gains du médecin et du chirurgien.

J'ai entendu dire quelquefois : Il n'est pas juste qu'un chirurgien gagne en vingt minutes, ce qu'un médecin met des semaines à réaliser ! Ah ! Messieurs, à quel niveau abaisserons-nous encore la discussion ? et comment la vérité et la justice seraient-elles aperçues de si bas ?

Doit-on compter pour rien l'effort et la dépense physique et morale que suppose l'acte chirurgical ? Poser l'indication devant sa seule conscience, se résoudre au risque, le courir en travaillant avec toutes ses facultés cette matière humaine qui s'est livrée à nous, faire face aux difficultés, aux imprévus ; tout cela n'est-il qu'une réalisation d'honoraires ?

Et puis, l'acte accompli, oublierez-vous l'examen de conscience qui peut être une torture, et qui se passe dans le secret de l'âme du chirurgien ? Oublierez-vous ce recommencement perpétuel d'une opération dont on repasse toutes les phases, pour en reconnaître devant un tribunal qui ne ment pas, la justification ou la condamnation. Cela, sans doute, c'est l'expérience qui se consolide chaque jour et qui n'est jamais finie.

Mais pouvez-vous comparer cet acte positif, dont la sanction *immédiate* est ou la guérison, ou l'échec, ou la mort, avec l'action plus lente, plus mystérieuse de l'ordonnance du médecin, et où la résignation au rôle de la fatalité et de la force morbide est toujours plus facile.

Enfin le rôle du chirurgien digne de ce nom s'arrête-t-il à son acte chirurgical ? Oublierez-vous encore ses inquiétudes des jours qui suivent et ses soins post-opératoires qui s'étendent parfois sur de longues périodes et que des honoraires forfaitaires ne compensent qu'à peine.

Ces réflexions ne tendent nullement à restreindre la part de responsabilité que prend le médecin dans l'acte chirurgical, dont il a souvent posé à temps et dans des conditions dramatiques, l'indication précise qui a sauvé le malade. Mais il était bon de rendre à chacun ce qui lui est dû, pour augmenter leur estime réciproque, et instruire même le malade de ses devoirs de reconnaissance.

On m'a objecté encore que la note commune, clairement rédigée, était une impossibilité, le client se refusant à comprendre cette juste répartition des honoraires, et le médecin risquant ainsi de perdre un client mécontent. Je réponds que la publicité faite aux pratiques de dichotomie, dans la presse, les livres, le théâtre, a instruit l'opinion et d'ailleurs inexactement.

Doutez-vous, en effet, que la plupart des clients, acquittant une note chirurgicale, ne soient convaincus de l'existence d'un compérage, qui encore souvent, existe seulement dans leur imagination. Cela non plus n'est pas juste à l'égard de confrères qui ont consenti courageusement à ne jamais pratiquer ni accepter le partage d'honoraires, au prix d'une très notable réduction de leur activité et de leurs gains.

Je reconnais d'ailleurs que la note commune rédigée en clair, est *actuellement* une difficulté. Mais il dépend de nous que cette difficulté disparaisse, et le jour où un règlement écrit, sanctionné par un Ordre des médecins, sera devenu une réalité, l'exception ou l'usage indéterminé deviendront la règle obligatoire et générale qu'il sera bien facile de faire accepter au client, puisque nul n'est censé ignorer la loi.

Soyez d'ailleurs convaincus que les délibérations de cette loi seront suivies avec attention par le public, et son instruction sera faite au moment même de la promulgation.

Cette question réglée, je ne vois plus bien quelle objection aucun médecin pourrait faire à la rédaction d'un Code de Déontologie, qui comprendrait :

Les devoirs du médecin envers lui-même ;
Les devoirs du médecin envers les malades ;
Les devoirs du médecin envers ses confrères ;
Les devoirs du médecin envers les collectivités.

L'Ordre des Médecins.

Le Code rédigé, reste son complément nécessaire et logique, l'*Ordre des Médecins*.

Ici encore, la lutte est chaude, mais aucun obstacle ne me paraît insurmontable.

L'obstacle à la création d'un Ordre des médecins, qui demain sera fait sans lui, malgré lui et probablement contre lui, est, comme le remarque notre confrère Aversenq, le médecin lui-même.

« C'est ainsi, dit-il, que l'erreur des meilleurs maintient « notre profession dans un état de division qui n'a profité « qu'aux pires. A constater cela on mesure ce que les « médecins ont perdu en perdant l'esprit corporatif ; l'esprit « de parti est entré en eux et avec lui nous ne savons quel « orgueil d'un individualisme où le sentiment a plus de place « que la raison ».

« Qu'avons-nous, ajoute-t-il, pour nous reprendre et pour « lutter ? L'honnêteté de notre race qui est grande, un reste « de tradition professionnelle que diminuent les jours, en « l'absence du collège chargé de la garder, et les syndicats »

L'honnêteté de notre race, soit ! La conscience du médecin, soit encore ! Mais suffisent-elles absolument à sauvegarder notre bien commun qui est l'honneur de notre profession ? Pourquoi donc nos étudiants réclament-ils un enseignement de morale professionnelle ? Dirons-nous aussi que le scandale des carnets médicaux soit sans importance pour le renom de la médecine ? S'il est vrai enfin que le médecin honnête n'a pas la liberté absolue de se soustraire à des pratiques qu'il juge au moins suspectes et qui heurtent sa conscience, j'ai le droit de dire que l'honnêteté du plus grand nombre ne suffit plus ; et je répéterai avec Lasalle : « On pourra disserter, discuter, ergoter tant qu'on voudra, on sera toujours forcé de s'incliner devant cette vérité inéluctable : c'est que pour empêcher l'homme de faillir ou l'arrêter dans la voie du mal, il n'y a que deux freins : La conscience ou la loi ; qui est doué de conscience n'a pas besoin de loi ; qui n'a pas de conscience doit tomber sous le coup de la loi ».

Il en est donc, et ce sont les meilleurs, que la loi ne

gênera pas ; j'admets que c'est le fait du plus grand nombre ! Mais alors ! la majorité est faite pour l'adoption d'une loi qui n'est une contrainte que pour l'infime minorité que nous n'avons pas à ménager, car elle n'est arrêtée, en effet, par aucun scrupule pour attenter à notre honorabilité, à nos droits professionnels, à notre liberté de bien faire.

Si la majorité est honnête, que vaut donc le piètre argument de la défiance à l'égard des membres éventuels du conseil de l'ordre, élus d'ailleurs par nous, et que nous pouvons choisir parmi les meilleurs.

Nos traditions professionnelles ! Elles se perdent de jour en jour. Qui peut le nier ?

Or, si elles sont pour l'honneur du corps médical une sauvegarde, que ne cherchons-nous un moyen de les vivifier et de les conserver ? Mais il faut dans cette voie deux conditions :

Une règle écrite qui les fixe, soit un Code de Déontologie ;

Un Ordre qui en soit le gardien et les sanctionne.

Si vous connaissez un meilleur moyen, je suis prêt à l'appuyer de tout mon pouvoir.

Mais, dira-t-on, nous avons les syndicats, et ils peuvent suffire ! Voilà l'argument principal des adversaires d'un Ordre des médecins ; j'ai donc l'intention de m'y arrêter.

L'argument syndical, déjà développé en 1900 et depuis, par notre confrère Boudin dans sa thèse pour le doctorat en droit, soutenu avec quelquefois plus d'esprit que de raison par le « Concours Médical », est donc une vieille connaissance.

Et pourtant, si le Syndicat, à ses débuts en 1900, avait dû ou avait pu, satisfaire le besoin affirmé et reconnu d'une institution, gardienne efficace des principes dans notre profession, l'épreuve de cinq lustres aurait suffi à nous en apporter l'effet bienfaisant.

La preuve est faite, mais contre lui ; il n'y a pas dans ma pensée, croyez-le bien, la moindre intention de blâme à constater cette carence, mais l'épreuve du temps me paraît avoir démontré l'incompatibilité des moyens et des buts.

Je condenserais volontiers cette incompatibilité dans une formule que je vous demande de retenir parce qu'elle exprime non une divergence, mais un parallélisme :

Le *Syndicat* assure le respect des *droits*.

L'*Ordre des Médecins* assure le respect des *devoirs*.

Le syndicat, formé pour la défense des droits, ne peut recruter que des militants, donc des volontaires. Il est et doit rester *libre* ; c'est sa force, mais c'est aussi sa faiblesse, quand il veut assurer le respect des devoirs de morale professionnelle, sa juridiction, sans sanction d'ailleurs, ne pouvant s'étendre qu'à ceux qui sont syndiqués.

Rendre le syndicalisme obligatoire, étendre ses pouvoirs et l'armer de sanctions, risque à mon sens de créer la confusion. L'obligation est contraire à l'esprit de la loi sur les syndicats et n'a aucune chance d'être votée et généralisée. A supposer même que nous soyons favorisés d'une mesure d'exception, nous aurons tué le syndicalisme, établi pour faire respecter, *au dehors*, nos droits trop souvent négligés ou menacés, et nous n'aurons pas augmenté pour cela le respect des devoirs.

« Le syndicat, dit fort bien le Dr Aversenq, est un organisme indispensable, apte à défendre la profession, insuffisant pour l'unir et impuissant à la moraliser. »

Je répète qu'il est et doit, parce que militant, rester libre et selon une excellente formule qui sous-entend auprès de lui un autre organisme moralisateur : Nous voulons le *Syndicat libre dans la Profession organisée.*

Lisez, ce qui vaudra encore mieux que mon argumentation, les pages consacrées à cette question, dans son rapport au Syndicat des médecins de Toulouse, par un syndicaliste fervent et écouté, notre confrère Aversenq. Il conclut nettement à l'impuissance du Syndicat considéré comme organe moralisateur.

Il y a, en effet, comme je le disais, entre les buts du Syndicat et ceux de l'Ordre des médecins, parallélisme, mais non superposition, ni substitution.

Je crois m'être suffisamment étendu sur les réponses à faire aux objections sérieuses, pour être bref sur celles d'ordre sentimental, souvent puériles qui ont été faites à la création de l'Ordre des médecins. Parmi celles-ci : l'intangibilité du diplôme, les considérations apitoyées sur le sort du médecin rayé de l'Ordre, la défiance dans la compétence et l'impartialité du Conseil de l'Ordre, et l'instrusion de la politique et des questions de doctrine dans l'appréciation des litiges.

Pourquoi le diplôme serait-il intangible, si l'usage qui en est fait apparaît pernicieux pour l'individu et pour la société? Aussi bien la radiation ou la suspension ne sont pas les seules sanctions envisagées. Leur gravité suppose pour les motiver des faits graves et de notoriété publique. Laissons-nous exercer les aliénés ? Pourquoi laisserions-nous les indignes, que ne retiennent aucun scrupule, exercer librement une profession où la moralité est une condition de la confiance publique ?

Quant au sort du médecin interdit, je vous avoue qu'il me touche infiniment moins que celui de ses victimes, qui sont ses malades et aussi ses confrères. Faisons donc, une fois pour toutes, table rase de l'erreur romantique, pour nous tourner résolument vers des réalités plus saines, plus fortes et même plus dures. Assez de rousseauisme, de tolstoïsme et d'apologies à la Dumas fils ! Notre génération est lasse de ces expériences dangereuses et nous avons hâte de nous occuper enfin des honnêtes gens. Aussi bien, nous ne réclamons que la justice, une sanction proportionnée à la faute et même, dans quelques cas, une interdiction limitée à la région, ou réduite à la délivrance des certificats, des substances toxiques, à l'exercice de fonctions médicales publiques ou administratives. Qui donc d'ailleurs s'inquiète du sort de l'officier indigne chassé de l'armée, du prêtre indigne, interdit par ses supérieurs ?

Une loi confère, avec le diplôme, le droit d'exercer, mais une loi peut suspendre ce droit, en faisant entrer l'Ordre des médecins dans la légalité.

Rappelons enfin aux timorés que l'Ordre des médecins doit surtout agir *préventivement* par la crainte salutaire de sanctions ayant force de loi.

Il me faut m'arrêter davantage à l'argument de défiance dans la compétence et l'impartialité des membres du Conseil de l'Ordre.

C'est une injustice gratuite à l'égard de confrères élus, choisis pour leur honorabilité, leur droiture et leur intégrité. Pourquoi d'ailleurs les médecins seraient-ils plus incapables de juger leurs pairs que les membres de n'importe quel tribunal professionnel ; nous n'avons qu'à nous rappeler comment les conseils de famille exercent leurs fonctions, pour nous rassurer pleinement, s'il en était besoin.

L'intrusion possible de questions personnelles, politiques, religieuses, aurait-elle plus de valeur ? Le Conseil de l'Ordre n'a pas à en connaître, pas plus que de questions de doctrines médicales. Notre garantie c'est d'une part, le Code de Déontologie qui limite les questions soumises à l'examen, et d'autre part, l'honorabilité des membres du corps médical, où il dépend de nous de choisir les meilleurs.

La crainte de l'intrusion des querelles personnelles, politiques ou religieuses, m'a semblé, au cours de nos discussions avec nos confrères de province, tenir une place importante dans leurs préoccupations.

J'en arrive même à penser que c'est là *la seule* objection véritable à la création de l'Ordre des médecins, pour beaucoup de nos confrères de province. Si on accepte le syndicat, c'est qu'il existe, qu'on le connaît, et on lui ferait à la rigueur crédit, pour se soustraire à la nouveauté d'un Ordre des médecins, dont il assumerait les fonctions ; tout plutôt qu'un organisme susceptible de devenir un instrument d'oppression et de tyrannie.

Qu'on me permette de faire remarquer à nos confrères de province que cette crainte est surtout faite de souvenirs laissés par les mœurs politiques de nos circonscriptiont électorales, politique d'arrondissement, et plus duremens qualifiée de « politique des mares stagnantes ».

Mais qu'à cela ne tienne ! Et que l'expérience nous serve !

Si vous craignez les influences sur un Ordre *restreint* à une circonscription trop étroite où les questions personnelles entrent fatalement en jeu, élargissez la mare !

L'arrondissement, division factice et théorique, a faussé la France. Ne tombons pas dans la même erreur en établissant les frontières de notre nouvelle juridiction.

Éloignons assez les limites de son territoire pour donner un recul efficace aux intérêts personnels en jeu. Il est d'ailleurs inutile de multiplier les Ordres de médecins. Inspirons-nous d'un régionalisme bien compris. C'est dans cet esprit que je vous dirai tout à l'heure avec Aversenq : L'Ordre des médecins doit être *régional* ou *provincial*.

Enfin, toute décision d'un conseil de première instance, doit pouvoir être, ne l'oubliez pas, revisible. Tout médecin frappé d'une sanction grave pourra faire appel à une juridiction plus élevée, mais conservant, ceci est capital, un caractère *professionnel*.

Vous étonnerai-je si je vous affirme ma confiance dans la force et la santé de notre corporation ? Est-ce une raison pour l'abandonner sans combat aux germes de dissolution et de mort qui tendent à l'envahir et qui la menacent ?

Je ne le pense pas, et c'est pourquoi, sans prétendre à la rédaction d'un projet nouveau qui ne serait, sans doute, ni pire ni meilleur que tant d'autres, je me bornerai à adopter les principaux caractères essentiels, à mon sens, que doit présenter l'Ordre des médecins et que le Dr Aversenq nous souligne dans son lumineux rapport [1].

1° L'Ordre doit être *d'ordre public*, c'est-à-dire que, tribunal professionnel, il transfère cependant l'organisation de la profession médicale de l'ordre privé à l'ordre public.

Par voie de conséquence, l'Ordre fait passer dans la juridiction pénale, des faits que connaissait seule la morale professionnelle ; de plus il appelle devant son tribunal et frappe de sanctions pénales, des fautes qui relevaient jusque-là de la juridiction civile.

1. Voir à l'appendice le texte du projet d'Ordre des médecins, soumis à l'Assemblée générale des Syndicats médicaux de Toulouse.

Cela est d'importance, car le médecin est plus éclairé sur la conséquence de ses actes ; mais aussi il est assuré d'un jugement de compétence que ne lui garantissaient nullement jusqu'à ce jour les tribunaux ordinaires.

2° L'Ordre doit être *obligatoire.*

C'est l'évidence même, sinon il n'est pas viable.

3° L'Ordre doit être armé de *pouvoirs disciplinaires* reconnus par la loi.

Il n'y a pas, dans les choses humaines, de morale sans obligation ni sanction.

4° L'Ordre doit être *régional.*

Nous avons vu l'intérêt d'une extension territoriale assez grande des conseils de l'Ordre, pour neutraliser les influences des questions de personnes. La région est aussi le groupement naturel des intérêts communs, unis pour leur conservation.

5° L'Ordre doit être un tribunal professionnel *à deux degrés*, c'est-à-dire qu'il existe une *juridiction d'Appel,* mais dans le cadre professionnel.

Sur ces caractères, j'ai l'impression que nous pouvons nous mettre d'accord et que nous pouvons éviter d'apporter à nouveau au problème déjà compliqué, des données personnelles ou sentimentales qui éternisent les discussions sans les faire aboutir. Pour les mêmes raisons, je n'ai pas cédé à la tentation de rédiger un projet, estimant que celui du Dr Aversenq, voté par l'Assemblée générale du syndicat de Toulouse et inspiré de celui de la C. P. I. F., constituait un excellent point de départ pour nos études et nos discussions, que je souhaite brèves et fécondes.

C'est perdre notre temps que d'attendre le résultat d'un referendum qui, même hostile au projet, n'en arrêterait probablement pas le vote au Parlement ; et demain peut-être, serons-nous sous le coup d'une loi à laquelle nous n'aurons pas collaboré et qui se fera malgré nous et même contre nous.

Mieux vaut, à mon sens, présenter à la discussion et à

l'agrément de nos Associations, Sociétés ou Syndicats, un projet qui soit nôtre et qui comprenne deux parties :

1° Un *Code de Déontologie*, rédigé par articles brefs et précis.

2° Un *Règlement* d'application, ce qui suppose l'institution de l'*Ordre des Médecins*.

Je terminerai par cette parole de Lacordaire, que nous remet en mémoire le Dr Aversenq :

Il y a des cas où c'est la Liberté qui opprime et la Loi qui affranchit.

APPENDICE

Projet d'un Ordre des Médecins
soumis à
l'Assemblée générale des Syndicats médicaux de Toulouse
le 10 Janvier 1923.

Article premier. — Les médecins inscrits dans chaque arrondissement judiciaire, sur la liste prévue par l'article 10 de la loi du 30 novembre 1892, forment un Ordre des médecins, qui est soumis aux règles ci-après. Cependant, par dérogation, les petits arrondissements, qui ne comptent pas *n* médecins, devront être réunis à un arrondissement voisin pour constituer un Ordre.

Art. 2. — L'enregistrement prévu par l'article 9 ne pourra avoir lieu qu'après admission par l'Ordre ; il devra précéder tout exercice de la profession. Cette admission sera conforme à un règlement d'ordre public. La date d'enregistrement déterminera le rang d'ancienneté.

Art. 3. — L'Ordre des Médecins jouit de la capacité civile prévue par la loi du 12 mai 1920. Chaque Ordre est administré par un Conseil composé de six membres jusqu'au nombre de soixante médecins inscrits ; de neuf, si le nombre des inscrits est de soixante-et-un à cent ; de douze, s'il est supérieur à cent ; de quinze, s'il est supérieur à deux cents ; de vingt-quatre, à Paris. En cas de partage, la voix du Président est prépondérante.

Le Conseil est élu pour trois ans au scrutin de liste, à la majorité des suffrages des membres présents, réunis en Assemblée générale, et renouvelé par tiers tous les ans.

Les membres sortants ne sont rééligibles qu'après un intervalle d'un an.

Le Conseil élit annuellement son président.

ART. 4. —Sont électeurs, les médecins exerçant depuis trois ans dans l'arrondissement. Pour les trois premières années d'application de la loi, ce délai est porté à dix ans.

Sont éligibles, les médecins exerçant dans le même arrondissement depuis dix ans : pour les trois premières années d'application de la loi, ce délai est porté à quinze ans, sauf pour les médecins ayant fait partie pendant cinq ans des Conseils de famille ou de discipline, ou des bureaux d'un Syndicat ou d'une Association médicale.

ART. 5. — Le Conseil de l'Ordre poursuit et réprime d'office ou sur les plaintes qui lui sont adressées, les infractions ou les fautes commises par les médecins inscrits au tableau ou leurs remplaçants autorisés.

Il applique suivant la gravité des manquements aux règles de la Déontologie, les peines disciplinaires suivantes :

L'*avertissement* ;

Le *blâme*, avec ou non l'affichage intérieur, avec ou non la suspension du droit de vote et de l'éligibilité, ne pouvant excéder dix ans ;

L'*amende*, pouvant se combiner ou non avec la précédente peine ;

L'*interdiction temporaire* ou *permanente* d'exercer toutes missions judiciaires, toutes fonctions médicales ou d'enseignement conférées par l'État, les départements, les communes, les établissements publics ou d'utilité publique, les Sociétés de bienfaisance ou de secours mutuels, d'assurances, etc. Cette interdiction sera limitée à la région. Elle ne peut être appliquée qu'en cas de récidive :

La *suspension* du droit d'exercer la médecine pour un an ou plus :

La *radiation* du tableau.

La radiation et la suspension sont limitées à la région. Elles ne peuvent être appliquées qu'en cas de récidive ou après condamnation prévues par l'article 25 de la loi du 30 novembre 1892.

L'exercice de la médecine pendant les périodes de suspension ou après la radiation, passée en force de chose jugée, est punie des peines de l'exercice illégal.

Art. 6. — L'appel est recevable quand la pénalité prononcée est le blâme ou des pénalités plus graves.

Il est porté devant les *Conseils médicaux régionaux*, soit par le médecin intéressé, soit par trois médecins, au minimum, du même Ordre.

Art. 7. — Il y a un *Conseil médical régional* par région administrative ; provisoirement par chaque circonscription de Faculté ou d'École de médecine.

Ce Conseil comprend, s'il y a lieu, le Doyen de la Faculté ou le directeur de l'École de médecine, membres de droit, plus quinze membres, élus au scrutin de liste pour trois ans, par le Conseil des Ordres de la région.

Il est renouvelable par tiers chaque année.

Art. 8. — Le recours en Cassation sera porté devant le *Conseil médical national* en cas d'incompétence, d'excès de pouvoir, ou de violation de la loi.

Art. 9. — Il y a un *Conseil médical national*, sis à Paris, composé de dix-neuf membres, dont le président de l'Académie de médecine, membre de droit et président d'office, neuf conseillers à la Cour de Cassation ou au Conseil d'État, et neuf médecins élus pour trois ans par les Conseils régionaux au scrutin de liste.

Les conseillers médecins sont renouvelables par tiers chaque année. Les régions sont appelées à tour de rôle à fournir des délégués.

Art. 10. — Le patrimoine de l'Ordre sera constitué par une taxe spéciale, inscrite sur la feuille d'impôts, et qui pourrait être égale à *n* pour cent de la patente médicale.

De ces recettes annuelles, l'Ordre attribuera *n* pour cent de ses recettes au Conseil national.

Art. 11. — Une liste officielle des médecins frappés de suspension ou de radiation, sera dressée par les soins de chaque Conseil régional et portée à la connaissance des Parquets, qui la transmettront aux juges de paix et ceux-ci aux pharmaciens de leur canton.

Ces pharmaciens ne pourront exécuter une ordonnance d'un médecin interdit sous peine de sanctions sévères. Ils devront transmettre au Parquet l'ordonnance du médecin interdit qui leur aurait été remise.

Art. 12. — Les étudiants en médecine ne peuvent être exclus des établissements d'enseignement supérieur, conformément à la loi du 27 février 1880 et à l'article 25 de la loi du 30 novembre 1892, qu'après avis du Conseil régional de l'Ordre, complété par un étudiant en médecine, ayant au moins huit inscriptions, élu annuellement par ses camarades.

Art. 13. — L'administration du patrimoine de l'Ordre, le contentieux des élections, la procédure, les formes et les règles des recours sont réglés par les dispositions du décret du 20 juin 1920 sur l'exercice de la profession d'avocat qui sont déclarées communes à l'Ordre des médecins, en tout ce qu'elles n'ont pas de contraire aux présents.

Art. 14. — Un règlement d'administration publique déterminera les conditions d'application complémentaires de la présente loi. Ce règlement sera préparé par une commission composée de juristes et de médecins nommés par le bureau de l'Union des Syndicats médicaux et celui de l'A. G.

Code de Déontologie

adopté par le

Conseil de la Fédération des Syndicats médicaux

de l'Hérault

dans sa séance du 23 Octobre 1920.

I. — Si le médecin a le droit de prétendre à l'estime de ses confrères et à la gratitude effective de ses clients, il doit, pour en être digne, s'inspirer, dans tous ses actes, de quelques directives qui constituent l'essence de la *Déontologie*. Il appartient aux Syndicats médicaux, gardiens des traditions qui sont l'honneur de la profession, d'en formuler les règles générales et de veiller, le cas échéant, à leur stricte application.

A. — *Les devoirs du médecin envers lui-même*

II. — Avant toute chose, le médecin se doit à lui-même, comme il doit au corps dont il fait partie, d'être un parfait honnête homme. A ce titre, il s'abstiendra de toute forme même détournée de *charlatanisme*, qui, dans le fond, vise l'exploitation de la crédulité publique : usurper des titres ou abuser le public sur la valeur de ceux qu'on possède, recourir, pour drainer la clientèle, à une publicité extra-médicale, et dont le malade ne peut connaître le bien-fondé, sont des gestes essentiellement incorrects.

III. — Sont également condamnables, toutes pratiques visant à l'édification d'une situation professionnelle par d'autres procédés que la science et le dévouement, seules bases de toute notoriété légitime et durable. Ainsi sont interdits, parce que malhonnêtes, tous actes de *rabattage* ou de *compérage*, remises ou gratifications à pisteurs, hôteliers, sages-femmes ; association ou partage de bénéfices avec les mêmes personnes, acceptation d'une commission pour la prescription de médicaments ou d'appareils pour l'envoi dans une maison de santé ou une ville d'eaux. *Le caractère clandestin de tels procédés montre assez que leurs auteurs eux-mêmes les tiennent pour inavouables.*

IV. — L'entente avec des empiriques, sous forme de prescription de *remèdes secrets* ou de collaboration avec des *rebouteurs* ou de *somnambules*, constitue plus qu'une incorrection et relève du Code pénal, au titre de complicité d'escroquerie.

B. — *Les devoirs du médecin envers la clientèle.*

V. — Hormis les cas où l'humanité lui en fait un devoir, ceux d'engagements antérieurs ou de réquisition judiciaire, le médecin a le droit de refuser ses soins à un malade. Mais, s'il accepte, certaines obligations en découlent pour lui.

VI. — Le malade escompte les soins les meilleurs, d'où, pour le médecin, l'obligation de *se tenir au courant* du mouvement scientifique ; toute négligence de sa part peut être tenue pour fautive.

Quel que soit le milieu social du client, la *fréquence des visites*, sauf demande expresse de la part des intéressés, sera fonction de la gravité du cas. Il est tout aussi blâmable d'espacer ou d'écourter les examens que de multiplier visites et prescriptions ou pousser à des consultations ou interventions évitables. Le médecin doit être d'autant plus scrupuleux sur ce point qu'il n'a le plus souvent d'autre contrôle que celui de sa conscience.

VII. — Confident obligé du malade, le médecin est tenu au *secret* le plus inviolable pour tout ce qu'il a vu ou entendu ou compris du fait de sa profession. Ce souci de discrétion doit être apporté jusque dans la tenue de ses livres de comptes, la rédaction des observations scientifiques ou des certificats de décès.

VIII. — Mais le malade a le droit d'exiger la vérité touchant son état : en particulier, il peut se faire délivrer tous *certificats* qu'il juge à propos, à charge pour le médecin de n'y faire figurer que des constatations rigoureusement exactes. Un certificat dit de *complaisance* est un faux témoignage.

C. — *Les devoirs du médecin envers les collectivités.*

IX. — Publiques ou privées, diverses collectivités ont recours au médecin. Sollicité d'entrer en relations avec elles, il doit adresser son interlocuteur au Syndicat dont il relève et qui a seul, l'autorité et l'indépendance voulues pour défendre, à l'occasion du cas particulier, les intérêts professionnels collectifs.

X. — La dignité du corps médical, la bonne confraternité et l'intérêt bien compris du malade, exigent que soient mis hors de discussion le libre choix du médecin par le malade avec *tarif à la visite* à un taux aussi voisin que possible de celui de la clientèle ordinaire. Tout *tarif forfaitaire* est à rejeter comme immoral.

XI. — Pour les fonctions publiques, le Syndicat doit s'efforcer d'obtenir le principe de la nomination après *concours*, sur titres tout au moins, d'où garanties pour les malades, équité pour les compétiteurs, indépendance et stabilité pour les titulaires.

En cas de révocation de ceux-ci, nul n'en peut accepter la succession sans autorisation expresse du Syndicat. Elle ne sera donnée que si la révocation a été prononcée pour faute grave.

XII. — Les médecins de collectivités sont tenus, vis-à-vis de leurs clients, aux règles ordinaires du *secret professionnel*. Ils doivent donc se refuser à faire aux collectivités toute déclaration qui violerait ce secret.

XIII. — Par contre, tout médecin expert, inspecteur ou vérificateur, a le devoir de communiquer à ses commettants l'entier résultat de son examen, puisqu'il a été désigné expressément à cet effet et que le patient ne s'est laissé examiner qu'en pleine connaissance de cause.

Il en résulte que les fonctions de médecin traitant et de médecin expert sont incompatibles.

D. — *Les devoirs du médecin envers ses confrères.*

XIV. — Adopter, vis-à-vis d'autrui, la même attitude qu'il souhaiterait par réciprocité, être prise à son endroit, tel doit être le principe qui règle les rapports du médecin avec ses confrères.

XV. — Dès son installation dans une localité déjà pourvue de médecins, le nouveau venu ira se présenter à ses aînés ; cette visite devra être rendue.

Dans les rapports ultérieurs, si le même diplôme confère les mêmes prérogatives à ses possesseurs, le plus jeune témoignera des égards à ses anciens ; en retour, l'attitude de ceux-ci sera toujours cordiale envers ceux-là.

XVI. — Il convient de s'interdire de façon absolue tout propos ou toute attitude de nature à déconsidérer un confrère, surtout dans les milieux extra-médicaux et plus encore dans une famille où celui-ci a déjà donné des soins. Mais aussi, il ne faut pas tenir compte, sans s'être assuré de la réalité de leur existence, de propos désobligeants, que des tiers, souvent intéressés, prétendraient avoir été tenus par un confrère.

XVII. — Au cas de difficultés avec un confrère, le médecin essaiera tout d'abord d'aplanir le désaccord par une démarche personnelle. Faute d'aboutir, le Président du Syndicat sera saisi des faits de la cause, aux fins d'arbitrage.

XVIII. — Si le malade a le droit de donner ou de refuser sa confiance à qui lui convient, nul médecin ne peut se permettre d'essayer de supplanter un confrère auprès de ses malades.

XIX. — Hors le cabinet, qui est terrain neutre où chacun est libre de recevoir tout venant, le médecin ne peut se rendre auprès d'un malade inconnu, qu'il n'ait d'abord obtenu la preuve que le confrère qui l'a précédé a été désintéressé des soins antérieurement donnés.

XX. — Cependant, s'il est appelé auprès d'un malade en cours de traitement, en cas d'extrême urgence ou en l'absence du médecin traitant, l'humanité peut faire au médecin un devoir de visiter ce malade. Dès le retour du confrère, il doit l'informer du traitement institué et cesser ses visites. Pas davantage ne peuvent être continuées des visites faites à un malade à l'occasion d'un remplacement.

XXI. — S'installer sans son assentiment formel dans la localité où exerce un confrère que l'on a remplacé, ou continuer à exercer dans le rayon d'action d'une clientèle cédée à titre onéreux, sont gestes également condamnables.

XXII. — Le médecin qui, en dehors de tout appel personnel, fait des tournées à jour et à heure fixes dans une localité autre que celle où il a son cabinet, commet un manquement des plus répréhensibles, surtout alors que d'autres confrères exercent dans cette localité.

XXIII. — Constitue également un acte de *concurrence déloyale* le fait de consentir des taux d'honoraires inférieurs à ceux en usage dans la localité ou dans la région et arrêtés par le Syndicat, en proportion du taux moyen de la vie. La *médecine au rabais* diminue toujours le médecin et n'a rien de commun avec l'exercice d'une bienfaisance discrète et avisée.

XXIV. — Toute *collaboration entre confrères*, provoquée dans la règle par le médecin traitant ou, plus rarement, acceptée par lui, sur l'initiative du malade, ne doit s'inspirer que du seul intérêt du client, qu'il s'agisse de consultation ou d'opération.

XXV. — La *consultation* ne devra donc être demandée avec un confrère qu'en cas de nécessité. D'autre part, elle ne devra jamais être refusée sauf le cas d'indignité professionnelle du consultant, surtout si elle est sanctionnée d'une régulière mise à l'index.

En cas de désaccord grave au cours de la consultation, la famille en doit être avisée, afin qu'un tiers consultant vienne arbitrer le différend. Le médecin traitant dont les avis n'auraient pas prévalu auprès du client, doit à sa propre dignité de se retirer.

XXVI. — Désignés au malade par le médecin traitant, les consultants ou les spécialistes doivent aussitôt informer par écrit celui-ci du résultat de leur examen. Leur mission spéciale terminée, ils ne doivent jamais rester en relations directes avec le malade, surtout pour d'autres soins que ceux qui relèvent de leur spécialité.

XXVII. — Au cas d'*intervention*, le chirurgien, seul responsable, distribue les rôles de ses collaborateurs. Mais il s'efforcera de provoquer la présence du médecin traitant, auquel un rôle honorable sera réservé.

XXVIII. — L'expérience a prouvé que pour éviter par la suite d'inacceptables contestations, les *tractations d'honoraires* doivent se faire au comptant. Elles s'effectuent exclusivement du malade ou de la famille du malade, bénéficiaire des soins, aux médecins et leurs aides, dispensateurs de soins.

XXIX. — Toute rétribution directe de confrère à confrère, vulgairement désignée sous le nom de *dichotomie*, est incorrecte, en prêtant par son caractère clandestin à la suspicion dégradante de compérage. C'est le malade auquel *seul* service a été rendu, qui doit honorer chacun des médecins qui ont collaboré auprès de lui Mais il appartient à celui des médecins qui a joué le premier rôle, consultant ou chirurgien, de fixer *ouvertement* dans une note globale, le quantum dû à chacun.

Il spécifiera, pour la *consultation*, quels honoraires doivent être alloués, en sus des siens, au médecin traitant. De même pour une *opération*, la quote-part de chacun des collaborateurs doit être fixée à la famille par le chirurgien qui veillera à ce que les intérêts du médecin traitant, dont il est solidaire, soient entièrement respectés, selon le taux syndical en vigueur.

XXX. — Pour le cas où le médecin traitant préférerait traiter directement de ses honoraires avec la famille, toute rémunération par le consultant ou le chirurgien est illicite et ne saurait être sollicitée en aucun cas.

XXXI. — Les syndicats régulièrement constitués ont qualité pour connaître les *infractions* aux règles de la Déontologie commises par tout médecin, même non syndiqué. S'abstenir équivaudrait en effet, dans certains cas, à une approbation tacite donnée à des fautes individuelles susceptibles de compromettre par contre-coup la bonne réputation ou les intérêts du corps médical de la région [1].

Après avoir suivi, vis-à-vis du délinquant présumé, la procédure prévue par les statuts et qui est destinée à permettre au confrère incriminé de venir s'expliquer sur les faits qui lui sont reprochés, ils peuvent, avec les formes qui conviennent, user, vis-à-vis de lui, des sanctions telles que l'avertissement, le blâme ou la mise à l'index.

XXXII. — Outre cette action disciplinaire, le Syndicat constitue, pour les confrères d'une même région, un lien solide qui leur permet de traiter sur un pied d'égalité avec les collectivités. Mûrement étudiées, appuyées de la volonté de tous, ses décisions auront toujours plus de poids que celles d'un praticien isolé. Il est donc de l'intérêt bien com-

1. On remarquera la faiblesse d'une juridiction à laquelle tous les médecins ne se trouvent pas obligatoirement soumis. Tout cet article 31 plaide malgré lui, la cause de l'Ordre des médecins, tribunal professionnel et obligatoire.

pris de tout jeune médecin d'y adhérer dès le début de sa vie professionnelle.

En résumé, l'exercice normal et régulier de sa profession doit apporter au médecin les ressources légitimes sur lesquelles il est en droit de compter et, avec elles, la considération qui lui est due. Mais il faut, en retour, que chacun de ses gestes publiquement accomplis au grand jour, ne s'inspire que de l'intérêt de son malade, du respect de ses confrères et de sa propre dignité.

226-23 — Saint-Germain-lès-Corbeil. — Imp. Willaume.

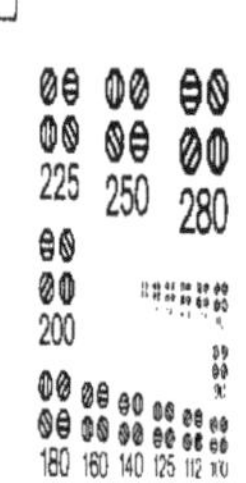
225
250
280
200
180
160
140
125
112
100

PRODUCTION
SCRIPTUM PARIS
en conformité avec NF Z 43-011 et ISO 446:1991

www.ingramcontent.com/pod-product-compliance
Ingram Content Group UK Ltd.
Pitfield, Milton Keynes, MK11 3LW, UK
UKHW020448180726
13839UKWH00004B/1700

9 782329 321431